Le Pneumothorax

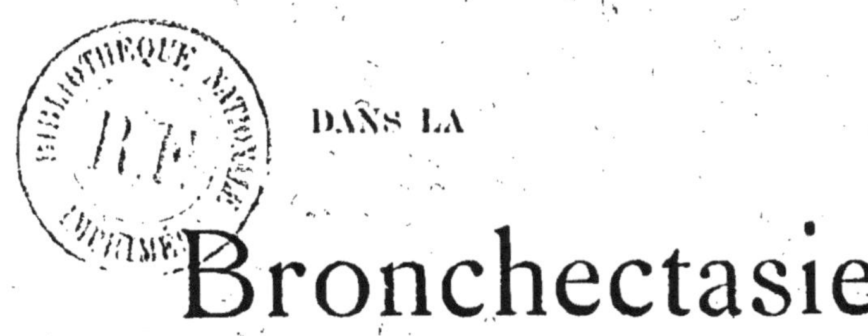

DANS LA

Bronchectasie

PAR

Le Dr Samuel GÉBRAK
DE L'UNIVERSITÉ DE PARIS
ANCIEN INTERNE DE L'HOTEL-DIEU D'ORLÉANS

PARIS
VIGOT FRÈRES, ÉDITEURS
23, PLACE DE L'ÉCOLE-DE-MÉDECINE, 23

1901

Le Pneumothorax

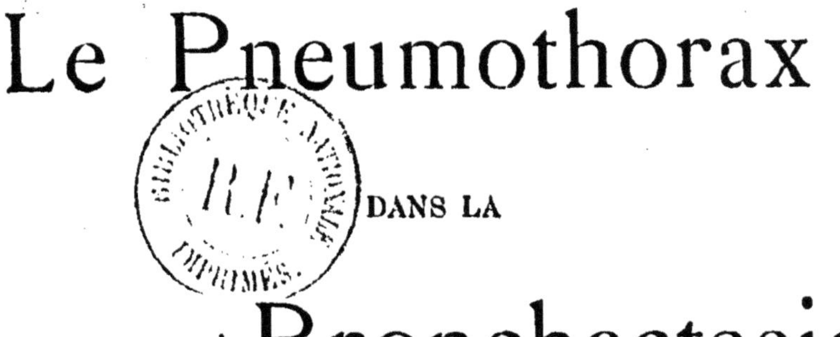

DANS LA

Bronchectasie

PAR

Le Dr Samuel GÉBRAK

DE L'UNIVERSITÉ DE PARIS

ANCIEN INTERNE DE L'HOTEL-DIEU D'ORLÉANS

PARIS

VIGOT FRÈRES, ÉDITEURS

23, PLACE DE L'ÉCOLE-DE-MÉDECINE, 23

1901

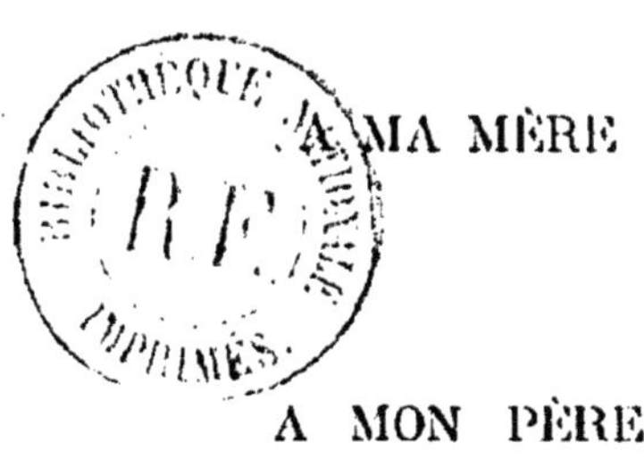

A MA MÈRE

A MON PÈRE

A MES SŒURS

A MON PRÉSIDENT DE THÈSE

M. LE PROFESSEUR CORNIL

Membre de l'Académie de médecine,
Médecin de l'Hôtel-Dieu.

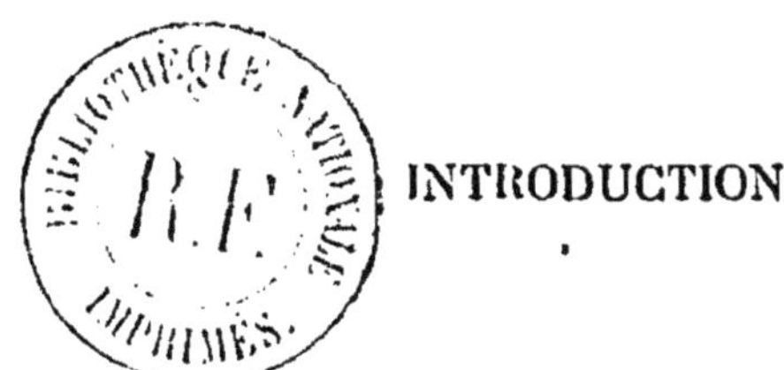

INTRODUCTION

Nous avons été heureux de suivre, à la fin de nos études, le service de M. le docteur Letulle, à l'hôpital Boucicaut.

C'est là que nous avons eu l'occasion d'observer un malade, âgé de 52 ans, atteint de pneumothorax, venant terminer fatalement un long passé diabétique.

Nous avons assisté à l'autopsie, faite par M. Letulle avec le soin et le souci de la vérité scientifique qu'admirent chaque jour tous ceux qui sont témoins de ses démonstrations anatomo-pathologiques.

A l'ouverture du thorax, il trouva la cavité pleurale droite remplie de gaz et de liquide citrin. La perforation du poumon fut assez facile à reconnaitre sur le bord postérieur du lobe supérieur. L'orifice était très petit, de la grosseur d'une tête d'épingle et donnait accès dans une poche pulmonaire lisse, bien détergée, de la grosseur d'une petite noisette, et communiquant elle-même avec d'autres cavités irrégulières ; il s'agissait de cinq à six dilatations bronchiques ampullaires.

C'est donc une dilatation bronchique qui s'était rompue.

Nous laissons de côté plusieurs autres points très intéressants qui découlaient des constatations de l'autopsie et qui sont du reste minutieusement rapportés dans l'observation rédigée par notre maître.

Nous nous en tiendrons à la rupture de la bronchectasie ; c'est cet accident qui fera l'objet de notre modeste travail.

A propos de cette rupture, nous nous sommes mis à la recherche de documents et nous avons bientôt fait la constatation que des cas de ce genre ont été très rarement rapportés.

En effet, dans la statistique la plus complète qui ait été faite de l'étiologie du pneumothorax, la bronchectasie n'a été que dix fois en cause.

Mais avant d'entrer dans l'exposé de notre sujet, nous avons un devoir bien agréable à remplir, celui de remercier nos maîtres de la Faculté et des Hôpitaux de Paris qui nous ont guidé dans notre instruction médicale.

Nous sommes heureux d'exprimer nos plus chaleureux sentiments de reconnaissance à M. le docteur Letulle qui, non seulement a bien voulu nous confier son observation, mais encore n'a cessé de nous témoigner sa bienveillante sollicitude au cours de notre travail.

Nous adressons un souvenir de gratitude à tous nos maîtres de l'Hôtel-Dieu d'Orléans et en particulier à MM. les docteurs Pilate, Halma-Grand et Dufour.

Tous nos remerciements à notre excellent ami, le docteur Weinberg, dont nous avons mis à profit les savants conseils.

M. le professeur Cornil nous a fait l'honneur d'accepter la présidence de notre thèse ; nous le prions d'agréer ici l'expression de notre parfaite reconnaissance.

HISTORIQUE

La rupture de la plèvre est une complication exceptionnelle de la dilatation bronchique.

Les auteurs des monographies les plus récentes sur les pneumothorax mentionnent cet accident fatal de la bronchectasie ; mais il faut signaler que tous s'appuient invariablement sur une même statistique, faite par le docteur Biac en 1880.

Depuis ce travail, portant sur une analyse de 918 cas de pneumothorax, aucune observation n'est venue s'ajouter aux 10 cas de bronchectasies rompues.

Nous nous sommes donc adressé, pour l'étude de la pathogénie et du mécanisme de la rupture, aux observations ayant servi à la statistique de M. Biac.

Dans le chapitre des observations nous donnons la traduction in extenso de toutes celles citées par M. Biac. Ici nous ferons, pour chacune d'elles, un court résumé, suivi de quelques réflexions, qu'elles nous paraissent justifier. Nous nous conformerons en outre à l'ordre chronologique de leurs apparitions.

La première observation de pneumothorax survenue chez un malade atteint de bronchectasie est de Mohr (1) : elle date de 1842.

Il s'agit ici, d'un jeune homme de 20 ans, maladif depuis son enfance et toussant dans les deux dernières années de son existence. Le pneumothorax est survenu assez brusquement.

A l'autopsie on constata des adhérences membraneuses de formation récente au niveau de la plèvre droite. La rupture de cette plèvre a été trouvée au niveau d'une petite caverne bronchique sous-pleurale, grosse comme une cerise.

Une autre caverne bronchique, également sous-pleurale, plus grande, se trouvait à côté.

D'après la description des lésions, nous pouvons croire qu'il s'agit bien ici d'une véritable dilatation bronchique. Mais la difficulté surgit quand nous voulons nous rendre compte du mécanisme de la rupture.

En effet, l'auteur indique l'épaississement pulmonaire péri-bronchique (sans cependant préciser d'une façon tout à fait nette) ; il affirme l'absence de lésions tuberculeuses au voisinage de la rupture ; mais ces données viennent simplement de l'étude macroscopique de la pièce et ne sont pas ratifiées par une étude histologique détaillée.

En résumé, dans la première observation de Mohr, il s'agit sans aucun doute d'une bronchectasie compliquée de pneumothorax ; mais l'observation est peu démonstrative, car elle ne nous renseigne pas sur le

(1) (Obs. Mohr, 1842).

mécanisme de la rupture de la région pleuro-pulmonaire péri-bronchique.

Le même auteur publie l'année suivante une nouvelle obervation du même genre (1).

Il s'agit d'un sujet, âgé de 46 ans, qui avait été atteint de pneumonie droite 6 ans avant l'accident terminal. Cette pneumonie a été suivie de bronchite chronique diagnostiquée.

A l'autopsie on trouva une rupture assez considérable siégeant au niveau d'une caverne lisse communiquant avec la ramification terminale de la branche inférieure de la bronche du lobe supérieur du poumon droit. Quelques petites bronches du même rameau bronchique présentaient également une dilatation notable.

L'auteur n'a pas donné d'autres détails sur l'état du parenchyme pulmonaire droit.

Le poumon gauche était emphysémateux et carnifié par place.

Il s'agit ici encore d'un pneumothorax survenu au cours d'une bronchectasie véritable; mais cette observation reste également muette sur la nature des lésions de la caverne bronchique aussi bien que des régions péri-bronchiques. Nous ignorons donc la cause immédiate de la rupture de la plèvre à cet endroit.

D'après les indications de Biac nous avons cherché l'observation de Taylor dans les *Canstatt's Jahrbücher,* mais ici nous n'avons trouvé qu'un résumé trop succinct de l'observation (2).

(1) (Obs. Mohr, 1813).
(2) (Obs. Taylor, 1842).

(L'observation complète a paru dans *Provinc. Med. Journ.* Bd 42. Malheureusement nous ne pouvons pas en donner la traduction in extenso n'ayant pas trouvé le journal à la Bibliothèque de la Faculté).

D'après ce résumé il s'agissait d'une rupture d'une caverne bronchique trouvée chez un sujet qui ne présentait pas de lésions tuberculeuses du poumon.

Ici encore nous ne savons rien sur le mécanisme de la rupture.

En 1848, parait une excellente et consciencieuse monographie de Bierner, sur l'anatomie pathologique de la bronchectasie (1).

Bierner a étudié 80 cas de dilatations bronchiques et ce n'est que dans 4 observations qu'il a pu constater l'existence de pneumothorax résultant de rupture de la plèvre au voisinage de la caverne bronchique (2).

Ces quatre observations correspondent aux N°s XII, XVIII, XXVI et XXXIII de son registre d'autopsie. Mais l'auteur ne fait que mentionner les observations XVIII et XXVI et ne publie que quelques détails sur les deux autres.

Nous reproduisons ici les conclusions de l'auteur de l'étude de ces quatre cas ; elles nous paraissent avoir un grand intérêt.

« Dans un des quatre cas, dit Bierner, la communication de la cavité pleurale avec la cavité bronchique se faisait par 7 orifices et, autant que je puisse juger d'après

(1) (Obs. Bierner, 1848).

(2) Zur Théorie und Anatomie der Bronchienerweiterung. *Wirchow's Arch.*, B. XIX, p. 91-170.

l'aspect de la pièce conservée dans l'alcool, les perforations se sont faites au cours d'une empyème. Dans les trois autres cas la bronchectasie n'était que la cause indirecte du pneumothorax qui était dû à la destruction gangréneuse du parenchyme pulmonaire.

« Je ne suis nullement étonné, que la bronchectasie soit une cause beaucoup plus rare de pneumo-thorax que la tuberculose. La cause de ce fait se trouve probablement dans les adhérences protectrices de la plèvre et dans le ratatinement du parenchyme pulmonaire, lésions survenant, dans la majorité des cas, bien avant que la caverne bronchique ait atteint la région périphérique du poumon. »

Le Traité d'anatomie pathologique de Lebert contient la description d'un cas de pneumothorax chez un bronchectasique (1).

Il s'agit d'un jeune homme de 18 ans, qui crachait et toussait depuis longtemps et eut une hémoptysie un an avant la mort. Le pneumothorax est survenu brusquement.

A l'autopsie on a constaté que la perforation du poumon s'est faite, au niveau d'une caverne bronchique, grosse comme une noix et située à la partie inférieure du lobe droit. Dans le même lobe on constate une série d'autres dilatations cylindriques et ampullaires des bronches. Le poumon entier était rétracté, imperméable à l'insufflation et présentait des lésions chroniques très nettes.

Le poumon gauche est normal.

L'auteur dit ne pas avoir trouvé de lésions tubercu-

(1) (Obs. Lebert, 1853).

leuses du poumon. Cependant, si nous considérons que le malade a eu une hémoptysie abondante bien avant sa mort, si, d'un autre côté, nous voyons, que l'auteur mentionne des lésions tuberculeuses manifestes des ganglions trachéo-bronchiques, des ganglions du foie, des ganglions mésentériques et lombaires, nous avons le droit de nous demander si véritablement le poumon était indemne de tuberculose.

Mais voyons d'abord l'opinion de l'auteur.

« Si nous cherchons à nous rendre compte de la cause de cette perforation pulmonaire, dit Lebert, il nous paraît probable que la pleurésie récente et aiguë a été pour quelque chose dans son développement, et peut-être, l'action du vomitif n'a-t-elle pas été étrangère à la rupture, qui était toute préparée par l'amincissement du tissu pulmonaire ; celui-ci était à peu près résorbé par place jusqu'à la surface de la plèvre, dont la consistance était tout naturellement très diminuée par le travail inflammatoire et la macération dans un liquide séro-purulent ; il est en effet très probable qu'ici la pleurésie a été antérieure au pneumothorax, car le malade a été alité par suite d'une affection fébrile et de douleurs de côté depuis cinq jours, tandis que le pneumothorax ne s'est déclaré que 60 heures avant la mort, d'une manière subite, avec douleurs vives et oppression extrême. »

Nous pourrions, avec beaucoup de réserves, admettre avec Lébert que la contraction violente du poumon, provoquée par le vomitif, ait pu favoriser la rupture. Mais là où nous sommes totalement en désaccord avec lui, c'est lorsqu'il prétend que la pleurésie qui, d'après l'obstruction clinique avait précédé de quelques jours la rupture, aurait joué un rôle dans la catastrophe finale. Ce n'est pas à la pleurésie qu'il faut s'en prendre dans ce cas, mais bien à une lésion, quelle que soit d'ailleurs son origine, qui attaquerait, en même temps ou successivement, tout le tissu, situé entre la bronche et la plèvre.

Oppolzer a observé un jeune homme de 21 ans dont l'état général était satisfaisant, mais qui cependant, toussait et crachait beaucoup (1). Ces crachats présentaient même souvent des stries sanguinolentes. Le malade est mort du pyo-pneumothorax et l'autopsie a montré qu'une perforation siégeait à la partie supérieure du lobe inférieur injecté et ecchymotique. Cette perforation correspondait à une caverne bronchique. Le poumon présentait en même temps une série de dilatations bronchiques, sacciformes, qui faisaient saillie à la surface de la plèvre.

Au-dessous de la perforation le poumon était atteint de gangrène dans une certaine étendue.

Le sommet du poumon contenait quelques foyers indurés. Le poumon gauche était à peu près sain.

L'auteur ne donne pas de description histologique des lésions en question : il n'exprime pas non plus son opinion sur la nature des lésions qui ont amené chez son malade la rupture de la bronche dilatée.

Si nous voulions émettre une hypothèse, nous pourrions supposer qu'il s'agissait, dans ce cas, bien probablement d'une lésion tuberculeuse, car : 1° le malade avait des crachats striés de sang depuis assez long-

(1) (Obs. Oppolzer, 1863).

temps ; 2° l'auteur a constaté des indurations du sommet du poumon droit ; 3° il a trouvé des adhérences pleurétiques anciennes ; autant d'arguments militant en faveur de la tuberculose.

L'observation de Weninger se rapporte à un enfant de 10 ans, mort de pneumothorax (1).

A son entrée dans le service on avait fait le diagnostic de broncho-pneumonie.

A l'autopsie on trouva trois perforations de la plèvre siégeant toutes les unes à côté des autres, à la partie postérieure du lobe inférieur gauche.

Le poumon droit ne présentait pas de lésion notable.

« L'autopsie confirme donc, dit Weninger, le diagnostic de pyo-pneumothorax du côté gauche ; celui-ci s'est formé grâce à la nécrose de la plèvre située au-dessous de la caverne bronchique superficielle.

« Etant donné qu'un accollement de deux feuillets de la plèvre n'avait pas précédé l'apparition de ce symptôme, le pyo-pneumothorax devint diffus, et le poumon gauche fut refoulé vers la colonne vertébrale en arrière et en haut.

« L'affection primitive du poumon consistait, ainsi qu'il résultait du tableau clinique et de constatations de l'autopsie, en une pneumonie lobaire croupale qui occupait la partie inférieure et postérieure du poumon et qui, par la suite, devint caséeuse et amena la caverne bronchique.

(1) (Obs. Weninger, 1873).

N. B. — A ce propos faisons remarquer que dans une statistique de 35 cas de pneumothorax chez les enfants, fournie par Lenz, la bronchectasie, comme étiologie, figure une fois (c'est le cas de Weninger).

« L'exsudat de la plèvre constaté depuis s'était probablement formé après la perforation, pendant les trois jours qui précédaient la mort du malade. »

Nous avons tenu à citer textuellement les conclusions de l'auteur, mais nous ne pouvons pas être de son avis quant à l'interprétation de la nature de la lésion qui amena la rupture de la plèvre.

En effet, des données qui nous sont fournies par l'anatomie pathologique, « les lésions chroniques croupales » ne peuvent pas se terminer par la caséification.

Une seule lésion chronique du poumon est capable d'amener la caséification, c'est la tuberculcse.

Nous sommes d'autant plus disposé à admettre qu'il s'agit ici de lésion tuberculeuse de la région pleuro-pulmonaire adjacente à la caverne bronchique, que le protocole d'autopsie note l'état blanc-grisâtre du pourtour de la plèvre perforée et nécrosée.

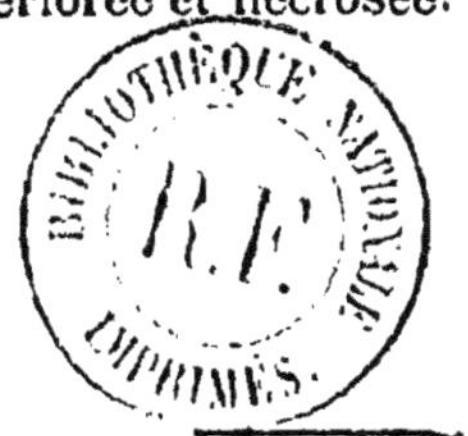

OBSERVATIONS

OBSERVATION I (Inédite).

Pneumothorax chez un diabétique. — Tuberculose bacillaire récente des poumons greffée sur une dilatation chronique des bronches. — Caséification d'une des cavités bronchectasiques et rupture de la plèvre adjacente. — Mort subite au 9e jour de la maladie.

Par le docteur Maurice Letulle (1).

Bec... Georges, 52 ans, représentant de commerce, est reçu d'urgence le 17 avril 1901, à Boucicaut.

Marié, sans aucune maladie antérieure, du moins, connue depuis son enfance.

Cet homme robuste et gros avait fait examiner ses urines en janvier 1900 par simple précaution et avait appris de la sorte, qu'il était un peu diabétique (14 à 20 grammes de sucre dans les 24 heures).

Il s'était vaguement soumis à un régime et continuait à se bien porter, toussant à peine, travaillant ferme et ne s'occupant guère de sa santé, quand brusquement, le 13 avril au matin, il fut pris d'un violent point de côté droit, bientôt accompagné d'une oppression formidable.

(1) Le résumé de cette observation a été communiqué par M. Letulle à la Société médicale des hôpitaux, dans la séance de vendredi 21 juin 1901.

Rien ne l'ayant calmé et le malade réclamant à grands cris quelque soulagement, on le transporte le 4e jour à l'hôpital.

Je trouve un homme bien conservé, gras, en orthopnée, avec une cyanose généralisée très apparente.

48 respirations par minute.

Le pouls est 96-100.

Grande difficulté à émettre quelques mots entrecoupés que le malade prononce à voix basse.

L'haleine a une odeur particulière fort désagréable et fait penser à l'acétonémie.

L'auscultation fort pénible permet de constater à droite, en même temps qu'une sonorité sourde très marquée, un silence respiratoire complet dans toute la hauteur du poumon. Le bruit d'airain permet d'affirmer l'existence d'un pneumothorax; malgré l'absence de succussion hippocratique et étant donné la dyspnée ancienne du sujet, je fais ponctionner la plèvre droite et l'on retire un litre de liquide jaune citrin, un peu trouble, en même temps qu'une grande quantité de gaz inodore.

La température étant normale, je conclus à un hydropneumothorax développé au cours d'une tuberculose pulmonaire encore discrète ou même latente jusque-là : ce phénomène est fréquent chez les diabétiques qui font souvent d'énormes délabrements tuberculeux d'un ou même de deux poumons sans la moindre manifestation réactionnelle, tant fonctionnelle que générale.

Dès le lendemain, le malade semble un peu soulagé ; il ne s'agit donc pas de pneumothorax à soupape ; la poitrine n'est pas distendue, l'anxiété est moindre, la respiration est de 28 par minute, la fièvre modérée, le malade qui a dormi pour la première fois, depuis cinq jours, commence à se remettre et peut causer.

Il affirme qu'il toussait à peine; depuis longtemps il ne s'était jamais mieux porté, mangeant beaucoup, buvant de même. La dernière analyse de ses urines remonte à six mois : il avait peu de sucre; aujourd'hui l'examen des urines n'en montre que des traces. On peut procéder à un examen méthodique des poumons.

A gauche, côté sain, en avant comme en arrière, la respiration est normale ; peut-être, au sommet, l'inspiration paraît-elle un peu plus large, un peu plus bruyante que normalement (respiration supplémentaire). Mais sans aucune rudesse à l'un ou à l'autre temps.

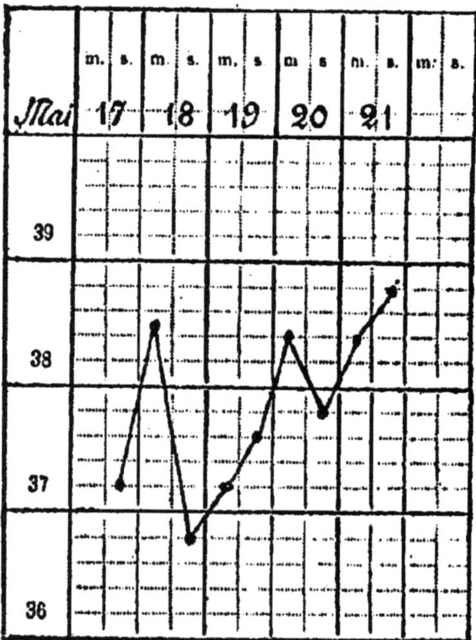

A droite, en avant, le thorax est bombé, mais les côtes ne sont pas saillantes. La sonorité est large, pour ainsi dire, normale ; les vibrations sont diminuées et l'oreille n'entend absolument rien (ni souffle amphorique, ni voix amphorique, ni tintement métallique) : le silence est complet.

En arrière la sonorité est exagérée.

A l'auscultation, souffle amphorique généralisé et prenant un timbre de plus en plus métallique à mesure qu'on se rapproche de la base ; tintement métallique très rare. Voix amphorique, toux métallique, bruit d'airain. La succussion hippocratique est difficile à trouver, la douleur causée par la ponction rendant cette manœuvre très pénible.

Le reste de l'organisme fonctionne à peu près bien.

L'appétit est troublé ; la constipation notable ; les urines sont plutôt rares, pas d'albumine.

Bref, l'état semble prendre une tournure de gravité moyenne, commune au cours d'un pneumothorax rapidement compliqué de pleurésie séro-fibrineuse.

L'examen cytodiagnostique du liquide extrait par la ponction correspond à une pleurite infectieuse subaiguë : les mononucléaires se montrent associés à un nombre assez peu considérable de polynucléaires. On n'a pu colorer ni le bacille tuberculeux ni quelqu'un des microbes pathogènes habituels des voies aériennes. La fibrine n'est pas trop abondante dans le liquide.

Quatre jours durant, les choses se passèrent normalement ; le malade reposé causait avec facilité et calmait peu à peu son inquiétude angoissante du début ; l'épanchement liquide de la plèvre ne se reproduisait que lentement. La dyspnée avait à peu près disparu. La mort survint tout à coup, dans la nuit du 21, neuf jours à peine après le début du pneumothorax.

AUTOPSIE

Poumon droit.

Épanchement considérable de liquide et de gaz dans la plèvre.

Au voisinage du sommet droit, à 0,05 centimètres environ, une vieille adhérence pleurale retient le poumon.

On trouve à 0,05 centimètres plus bas sur le bord postérieur du poumon un petit orifice de la largeur d'une grosse tête d'épingle par lequel s'échappe du sang. C'est là que s'est produit une perforation de la plèvre, cause du pneumo-thorax.

Une incision donne accès dans une poche ancienne, lisse, détergée, résultant à première vue d'une dilatation bronchectasique.

A un examen plus attentif, on constate que l'on est entré dans une série de poches, creusées dans le parenchyme pulmonaire lui-même du lobe supérieur.

Il semble bien certain qu'il s'agit d'une bronchectasie ancienne.

Non loin de ces poches intraparenchymateuses, on trouve, sous la plèvre, trois ou quatre petits tubercules caséeux jaunâtres, non ramollis.

En regardant de près, au niveau de la rupture, on reconnaît une petite masse jaunâtre, pleurale, de la grosseur d'une grosse tête d'épingle, qui semble être un tubercule développé au fond de la poche bronchectasique affleurant à la surface de la plèvre.

Le reste du poumon est carnifié, rouge foncé, ne paraît pas tuberculeux.

En suivant les bronches par le hile on arrive facilement dans la cavité bronchectasique et on constate que ces cavités sont indemnes de tuberculose.

On reconnait aussi que la vieille adhérence pleurale correspond au fond de la poche bronchectasique. A ce niveau toute trace de tissu pulmonaire a disparu au-dessous de la plèvre épaissie.

Poumon gauche. — Au centre du lobe inférieur, un placard d'hémorrhagie pulmonaire, fluide, tremblotant à la façon d'un œdème diffus. A ce niveau le parenchyme est lourd, gorgé de sang.

Plongé dans l'eau il tombe au fond du vase. Il s'agit d'un îlot d'apoplexie diffuse; d'ailleurs le parenchyme pulmonaire cortical qui l'entoure est carnifié. Au niveau du lobe supérieur des îlots tuberculeux, rares, se montrent. Leur dimension ne dépasse pas le volume d'une petite noisette.

Le foie (1050 gr.), putréfié, est atteint de cirrhose atrophique; il noircit par le sulfhydrate d'ammoniaque (preuve de la grande quantité de pigment contenu dans l'organe.)

Le cœur (280 gr.) est sain.

La rate (350 gr.), molle, volumineuse, a 17 centimètres de longueur, elle noircit aussi par le sulfhydrate.

Les reins (220 et 210 gr.) se décortiquent bien ; légèrement congestionnés, ils sont sains.

Les deux capsules surrénales sont cavitaires.

L'estomac putréfié est distendu.

Le cœcum contient deux ulcérations tuberculeuses au-dessous de la valvule de Bauhin.

L'appendice : adhérences anciennes autour de l'appendice; on découvre deux petites ulcérations à l'extrémité libre; ces ulcérations sont tuberculeuses.

Le duodénum est intact ainsi que le reste de l'intestin grêle.

L'anus est hémorrhoïdaire.

La prostate est légèrement hypertrophiée.

Le pancréas est normal.

L'encéphale n'offre rien à noter.

Etude Microscopique

L'examen microscopique de la fistule pulmonaire permet de reconnaître, à un très faible grossissement : 1° que la rupture du poumon s'est produite au fond d'une bronchectasie affleurant exactement à la surface pleurale;

2° Que cette perforation s'est produite en un point atteint de caséification tuberculeuse.

En examinant à un plus fort grossissement (0.6, ob. 4, Stiassnie), on voit que la distance qui sépare le fond de la bronche dilatée de la surface de la plèvre est d'un millimètre environ.

La perforation s'est faite en un point précis facile à reconnaître sur la coupe, grâce à la caséification en masse qui l'a envahie. La bande caséifiée est composée de deux couches parfaitement distinctes: la plus interne est composée par un magma grisâtre, friable, fissuré, dans lequel existent à peine quelques noyaux de cellules conjonctives et de leucocytes, répartis sans ordre dans la matière caséifiée ; cette matière caséifiée est clairsemée de place en place, de quelques tractus fibreux, dirigés de la plèvre vers la cavité bronchique, et bien reconnaissables malgré la nécrose qui les envahit. La seconde couche, la plus superficielle, est constituée par des bandes fibreuses denses, presque invasculaires, d'un éclat brillant dû à la dégénérescence hyaline ; elle représente la plèvre épaissie, densifiée et confondue par sa face profonde avec une partie correspondante du parenchyme sclérosé à la suite du processus bronchopneumonique, cause de la bronchectasie.

Ce pont ainsi mortifié s'est rompu en un point correspondant à l'union de la bande scléreuse, décrite plus haut, avec le tissu pulmonaire fibreux, vasculaire, faisant partie des parois latérales de la bronche dilatée.

Au milieu de cette rupture une couche de fibrine s'est déposée qui tapisse à la fois la surface de la plèvre, le trajet de la rupture et la cavité bronchique dans le voisinage de cette rupture.

De l'examen qui précède, on voit que l'on a bien eu affaire à un pneumothorax tuberculeux et que la perforation du poumon chez ce malade diabétique s'est produite non pas par gangrène pulmonaire, mais par les procédés classiques de caséification tuberculeuse d'une partie du parenchyme pulmonaire et de la plèvre sous-jacente.

La seule différence avec des observations habituelles de pneumothorax chez les tuberculeux consiste en ce fait que *le fonds même d'une cavité bronchectasique sclérosée et attenant à la plèvre également scléreuse s'est trouvé envahi par une tuberculisation caséeuse récente.*

L'étude des parois de la bronchectasie, de chaque côté de la région caséifiée et rompue, est intéressante. Elle montre un tissu fibreux, dense, parcouru par d'innombrables vaisseaux sanguins, d'énormes vaisseaux capillaires, dont les dimensions oscillent entre 65 μ et 75 μ pouvant aller jusqu'à 140 et 190 μ, et dont la paroi entièrement mince paraît comme incrustée dans les bandes qui l'entourent.

Dans ces minces travées fibreuses, ainsi gorgées de sang, on ne trouve que de très rares cavités respiratoires, la plupart tassées, sous forme de fentes ovalaires ou polygonales, tapissées dans leur intérieur par une couche unique d'épithelium cubique.

Ces fentes alvéolaires, chroniquement enflammées et dont l'épithélium cubique rappelle celui des cavités alvéolaires du poumon chez le fœtus, sont réunies par îlots dans les travées fibreuses, îlots incrustés eux-mêmes par de larges bandes fibreuses.

Enfin, on constate également quelques rares cavités bronchioliques déformées et dilatées, reconnaissables cependant à leur contenu épithélial ordinairement desquamé et à leur basement-membrane partiellement conservée.

Il est extrêmement important de signaler, que *les parois fibreuses limitant la grande cavité bronchectasique rompue, sont elles-mêmes envahies par une tuberculose nodulaire des plus caractéristiques.*

Les tubercules, semés dans la paroi bronchectasique, se présentent sous forme de petits nodules caséeux portant à leur périphérie une cellule géante.

Les plus petits de ces nodules peuvent ne pas dépasser 285 μ avec, à leur centre, une cellule géante de 47 μ.

Les plus gros forment des placards irréguliers, produits par la confluence de plusieurs nodules.

Ils avoisinent presque toujours les îlots alvéolaires condensés, décrits plus haut.

Enfin d'autres nodules se sont groupés exactement au contact des petites bronchioles dilatées, contenues dans l'épaisseur même de la paroi fibreuse de la bronchectasie rompue. Quelques cellules géantes tuberculeuses sont énormes avec une couronne de noyaux complète.

Peut-être s'agit-il dans ce cas d'une veine tuberculisée, caséiflée et dont la lumière oblitérée se montrerait sur une coupe transversale.

Une dernière lésion à noter consiste dans de nombreux îlots de pigment brun, pigment d'origine hémoglobinique, semé dans certaines travées fibreuses et qu'on ne peut pas confondre avec les rares îlots d'anthracose interstitielle, accumulés surtout autour des gros vaisseaux, veineux ou artériels, logés dans la paroi bronchectasiée.

Les limites de la coupe méritent une étude attentive.

C'est ainsi qu'entre la bande caséifiée et rompue du fond de la bronchectasie et la paroi de la bronchectasie elle-même, on trouve souvent une zone intermédiaire, sorte de sillon d'élimination sous-jacente à la couche de fibrine récente, signalée à propos de l'étude de la perforation. Les vaisseaux capillaires nombreux distendus y sont entourés d'une grande quantité d'éléments lymphatiques, mono et polynucléaires, preuve d'une réaction inflammatoire défensive ayant duré un certain nombre d'heures.

Aucun de ces vaisseaux capillaires ou veineux ni cette zone d'élimination ne sont thrombosés.

La plupart cependant contiennent un grand nombre de leucocytes mono et polynucléaires mélangés aux globules rouges.

Il n'existe pas trace de suffusions hémorrhagiques interstitielles, et le tissu conjonctif, le squelette de la zone d'élimination n'est pas infiltré de fibrine. Il résulte de ces constatations que la rupture de la bronchectasie s'est certainement effectuée un certain temps avant la mort.

Nous confirmons ainsi le phénomène clinique rapporté dans l'observation et nous donnons la preuve que la rupture s'est bien produite au point indiqué par le protocole de l'autopsie.

Du côté opposé à l'endroit rompu, là où le placard fibreux pleuro-pulmonaire se continue dans la profondeur du poumon avec la paroi bronchectasique, les lésions sont autres. Une bande de tissu fibreux hyalin forme avec le poumon sclérosé un angle obtus, regardant la cavité pleurale et dans lequel une quantité considérable de fibrine s'est accumulée. Cette fibrine adhère intimement non seulement au poumon fibreux non rompu, mais encore au placard fibro-hyalin pleural en voie de caséification. L'exsudat inflammatoire fibrineux, déposé à la surface de la plèvre, se soude à elle fortement; il y forme ainsi des ponts transversaux et des lignes perpendiculaires à la surface du poumon, en arceau caractéristiques.

Mais il est à noter que, dans cette région même, on aperçoit de place en place quelques cellules géantes tuberculeuses, qui semblent logées dans les couches densifiées, un peu plus lâches à ce niveau, du tissu sous-pleural.

Il est aisé cependant d'établir, que la tuberculose sous-pleurale à ce niveau n'était pas capable de produire une rupture pulmonaire, vu l'absence complète de cavités respiratoires alvéolaires ou bronchiques.

A l'extrême limite de la coupe à une distance de la rupture d'au moins 2 centimètres, le parenchyme pulmonaire commence à devenir reconnaissable. Les placards fibreux sont moins denses, s'écartent les uns des autres et limitent des cavités sinueuses, irrégulières, parmi lesquelles on peut, au moyen d'un faible grossissement, reconnaitre déjà les cavités alvéolaires. Ces alvéoles déformés ont des parois fibreuses, pauvres en capillaires. Leur cavité est remplie des grosses cellules vésiculeuses, flottant associées à des leucocytes. Il s'agit, à n'en pas douter, d'une inflammation chronique alvéolaire avec dégénérescence soit mucoïde soit séreuse des épithéliums alvéolaires.

Il n'y a pas de caséification, ni de cellules géantes dans ces régions.

L'examen bactériologique prouve la nature nettement bacillaire des lésions caséeuses.

Les bacilles de Koch sont abondants au niveau du placard rompu.

L'étude attentive de la bronchectasie dans les régions sous-jacentes à la rupture pleurale permet d'établir la genèse des lésions caséifiantes tuberculeuses, décrites plus haut. En effet, à 5-6 millimètres au-dessous de la partie rompue, la muqueuse tapissant la cavité bronchectasique se montre bien reconnaissable malgré l'absence d'un revêtement épithélial.

Le chorion de cette muqueuse est infiltré d'un nombre considérable d'éléments nucléaires, tassés les uns contre les autres par placards, gorgés de vaisseaux sanguins dilatés, ce chorion contient encore, en outre, de place en place, des gros éléments mononucléaires éosinophiles.

L'ensemble de ces vaisseaux présente une direction perpendiculaire ou oblique par rapport à la surface de la cavité bronchectasique. Tous les vaisseaux ont des parois extrêmement minces, les plus volumineux comme les moins larges ; si bien qu'on peut affirmer, que dans ce tissu conjonctivo-vasculaire enflammé, tous les capillaires sanguins sont énormément ectasiés.

Les dimensions de ces capillaires ectasiés méritent d'être notées. Les plus petits ont toujours au moins (oc. II, obj. 8) de 238 μ à 285 μ.

Souvent, de grands lacs capillaires ou des veinules très ectasiées se montrent à la surface même du derme de la muqueuse, couchés parallèlement à la surface de ce derme.

Enfin, en de nombreux endroits, il est facile de constater la *caséification sur place du derme de la muqueuse bronchectasiée.*

Cette caséification se dessine sous forme d'une bande rosâtre par l'éosine, friable, d'une épaisseur variable ; dans l'intérieur de cette bande en voie de nécrose existe encore de place en place des éléments cellulaires reconnaissables à la coloration violet pâle de leurs noyaux. Les vaisseaux sanguins, logés dans ces bandes caséifiées, sont pour la plupart méconnaissables, noyés dans la substance granuleuse nécrobiotique, Quelques vaisseaux cependant sont encore reconnaissables, surtout grâce à la présence d'une cellule endothéliale incurvée et dont le noyau résistait encore à la désintégration caséifiante.

D'une façon générale, on assiste à ce niveau au processus anatomo-pathologiques caractéristique de la mortification progressive par les substances toxiques sécrétées par le bacille tuberculeux et diffusant dans leur entourage.

En deux ou trois points sur une coupe, il nous a été donné de reconnaître la présence de cellules géantes polynucléées sur les limites de ces bandes caséeuses au contact du tissu conjonctivo vasculaire correspondant à la partie profonde du chorion de la muqueuse bronchectasique.

Notons qu'autour du chorion bronchectasique aucune trace n'existe de cartilage élastique.

Sur ces mêmes coupes sous-jacentes, à la rupture, il est facile d'établir la circonscription des ilots bronchectasiques.

Chacun d'eux est en effet entouré par une large zone de tissu fibreux lamellaire, souvent pigmenté (pigment marron, d'origine hémoglobinique) et très vasculaire. Ce tissu péri-bronchectasique est un tissu de cicatrice formé aux dépens du parenchyme pulmonaire sclérosé.

La grande majorité des vaisseaux qui sillonnent dans tous les sens le tissu fibreux est composée de vaisseaux capillaires et de veinules extrêmement ectasiées.

Tous ces vaisseaux sont remarquables par la minceur extrême de leurs parois. C'est ainsi qu'on trouve des lacs sanguins mesurant 380 μ, aucune paroi n'ayant au maximum plus de 4 μ 76 à 7 μ 14.

Très peu d'anthracose pulmonaire dans ces bandes fibreuses péri-bronchectasiques, qui se continuent sans transition aucune avec le tissu conjonctif également fibreux des couches sous-pleurales épaissies.

Un dernier point important est mis en lumière par les coupes sous jacentes de la rupture pleurale. C'est la nature et l'origine de la longue bande fibreuse signalée au voisinage de la plèvre rompue.

Il s'agit, à n'en pas douter, d'une cloison interlobulaire condensée, épaissie, dont les lésions inflammatoires chroniques remontent aux anciens accidents broncho-pneumoniques, cause eux-mêmes de la dilatation bronchique.

Sur les coupes bien orientées, en effet, on voit une bande de tissu conjonctif dense, ondulé, se détacher de la face profonde de la plèvre épaissie et s'enfoncer perpendiculairement dans le parenchyme pulmonaire fibreux.

Il est aisé d'établir, que les nombreux vaisseaux qui accompagnent cette bande fibreuse sont, pour la plupart, des veinules peu considérables, avec des parois minces, mais fibreuses (veines pulmonaires peu ectasiées, ou même normales).

Enfin, de chaque côté de cette bande fibreuse, se détachent des trousseaux conjonctifs denses, plus minces, logeant dans leurs intervalles des alvéoles pulmonaires, petits, tassés et tapissés par une couche unique d'épithélium cubique comparable à l'épithélium pulmonaire de l'embryon.

Dans l'intérieur de ces alvéoles flottent quelques rares cellules claires, mucoïdes, remplies de boules incolores.

Dans le protocole de l'autopsie on a signalé l'existence d'un foyer tuberculeux nodulaire, congloméré, dans le poumon indemne de lésions bronchectasiques.

L'examen microscopique confirme ce diagnostic et montre deux sortes de lésions.

1° La présence de foyers caséeux nodulaires broncho-pneumoniques, péri-bronchiques, autour desquels le tissu pulmonaire est chroniquement enflammé, fibrosé, avec oblitération fibreuse d'un grand nombre d'alvéoles pulmonaires par un tissu conjonctif végétant, déjà ancien. (Organisation fibreuse des exsudats pneumoniques intra-alvéolaires.) Quelques belles cellules géantes (l'une d'elles a 142 μ sur 12 μ), avec follicules tuberculeux entourant les amas caséeux.

2° Le poumon, dans les régions non tuberculeuses, est le

siège d'une inflammation chronique ancienne, caractérisée par l'épaississement fibroïde d'un grand nombre de cloisons alvéolaires. L'anthracose pulmonaire est notablement abondant dans ces régions. La plupart des cavités alvéolaires sont remplies par des cellules épithéliales vacuolaires et par d'innombrables cellules à poussières.

Le *foie*, signalé dans le protocole de l'autopsie comme atteint de cirrhose granuleuse, montre, en effet au point de vue microscopique d'anciennes lésions de cirrhose chronique. La glande est découpée dans tous les sens par des bandes fibreuses épaissies, forcées de néo et de pseudo canalicules biliaires et ne laissant que dans de très rares intervalles quelques ilots de trabécules hépatiques déformées, elles-mêmes en voie de dégénérescence.

La cirrhose est ancienne. Les bandes fibreuses qui la constituent respectent les veines portes et les veines hépatiques, toutes bien perméables.

Les bandes fibreuses n'ont aucune topographie déterminée : elles bouleversent de fond en comble la structure générale de l'organe sans le circonscrire, ni prédominer plus spécialement soit autour des espaces portes, soit autour des veines sus-hépatiques.

Dans les travées fibreuses, en certains endroits, un grand nombre d'éléments nucléaires sont accumulés, sans former cependant d'ilots toxi-infectieux proprement dits (les éléments sont, pour la plupart, des mononucléaires).

Il existe très peu de pigment ocre infiltré dans ce tissu conjonctif inflammatoire. Aucune trace de lésions tuberculeuses dans les différentes coupes examinées.

Les ilots de cellules hépatiques ainsi encadrées au milieu des placards fibreux sont remarquables par leur forme irrégulière ; rarement arrondis, ils sont souvent de forme polygonale, polycyclique, par suite de la pénétration de leurs bords, par des travées fibreuses qui s'enfoncent au milieu des colonies épithéliales. Souvent même, suivant l'orientation de la coupe, on trouve au milieu des îlots trabéculaires la coupe transversale d'une travée fibreuse richement vasculaire.

Les cellules hépatiques ont subi différentes sortes de lésions; les unes, c'est le plus petit nombre, sont chargées de globules de graisse; les autres, surtout au centre des gros îlots trabéculaires, sont chargées de pigment ocre, d'origine hémoglobinique, ainsi que le montre la réaction par le sulfhydrate d'ammoniaque (coloration en noir du pigment ocre).

D'autres encore, sont en voie d'atrophie, leurs dimensions générales s'étant atténuées d'une façon très apparente. C'est ainsi qu'on peut en trouver qui ne dépassent pas 12μ sur 9μ5, le noyau ayant 7μ14 sur 7μ14.

D'autres cellules, au contraire, ont subi une transformation inverse et sont devenues très grosses, tuméfiées, avec un protoplasma clair, très peu granuleux. On voit ces cellules munies d'un noyau énorme, mais vésiculeux, en chromatolyse manifeste. Nombre de ces cellules sont également pigmentées; quelques-unes d'entre elles ont plusieurs noyaux et l'on peut en compter 3 à 6.

Les plus grosses de ces cellules mesurent 23μ80 sur 42μ84, le noyau, quand il est unique, peut avoir 16μ66 sur 19μ. Il est à noter que ces grosses cellules hépatiques avec un ou plusieurs noyaux sont ordinairement groupées loin des travées fibreuses.

Dans les îlots trabéculaires les plus volumineux, il existe une tendance manifeste à l'évolution nodulaire. Il en résulte que certaines trabécules semblent comprimées par la tuméfaction de leurs congénères en voie d'évolution nodulaire. Ces travées ainsi comprimées s'amincissent, s'allongent, se pigmentent, alors que les trabécules tuméfiées montrent précisément, dans un grand nombre de points, leurs cellules hépatiques volumineuses et souvent munies de noyaux multiples. Maintes fois aussi, les cellules de la zone saillante, en évolution nodulaire, sont graisseuses.

Dans tous ces points les capillaires sanguins demeurent silencieux, sans hyperhémie et sans végétation conjonctive périvasculaire.

En résumé, le foie est atteint d'hépatite chronique diffuse avec nombreuses néoformations de canalicules biliaires et dégénérescences multiples des cellules hépatiques (atrophie, dégénérescence graisseuse, dégénérescence pigmentaire).

Observation II (de Mohr).

Pneumothorax in Folge von Perforation der Pleura über einem oberflächlich gelagerten erweiterten Bronchuszweige, nach vorausgegangenen Ercheinungen chronischer Bronchitis und (nachfolgender) exsudativer Pleuritis.

K... G., 20 ans, tailleur, maladif depuis son enfance, est atteint depuis deux ans, surtout pendant l'hiver, de catarrhe. Il y a trois semaines un refroidissement a provoqué une augmentation du catarrhe, accompagnée d'oscillations fébriles et de douleurs lancinantes aux extrémités. Le malade perdit rapidement ses forces ; les crachats deviennent abondants ; il survint de l'anorexie et de la diarrhée.

État actuel. — Œdème sous-cutané, pâleur de la face, respiration fréquente, toux avec expectoration d'une masse muqueuse assez épaisse, jaune verdâtre, confluente, un peu fétide.

Enduit blanchâtre de la langue ; météorisme modéré ; fièvre peu élevée, urines peu abondantes fortement colorées.

Douleurs frontales, vertiges et sensation d'oppression thoracique ; douleurs errantes et lancinantes des membres.

Signes physiques. — La percussion ne recèle rien d'anormal.

La respiration est vésiculaire, rude, peu nette, par place, accompagnée dans toute l'étendue de la cavité thoracique de râles secs ; en arrière et en bas des râles muqueux.

Quelques jours après, la fièvre s'alluma.

Il survint des douleurs dans la partie droite du thorax et, trois jours plus tard, on a perçu des signes d'un épanchement abondant, occupant les parties postérieure et latérale de la cavité thoracique droite. (Matité absolue, respiration bronchique et amphorique vers la base du poumon.)

Les autres phénomènes persistèrent. Plus tard, œdème des membres inférieurs, tuméfaction de la face, perte de forces.

Deux jours avant la mort, le malade est pris de dyspnée et d'angoisse extrême. La face est livide.

Mort en collapsus.

Autopsie. — 41 heures après la mort.

Le thorax est modérément convexe. La convexité est plus accusée à droite. Léger œdème des extrémités inférieures.

A l'ouverture de la moitié droite de la cage thoracique un liquide gazeux s'échappe pendant quelques secondes en produisant un bruit de sifflement.

Le poumon droit en avant, à la hauteur de la 3e côte et de là, obliquement en bas jusqu'au diaphragme était adhérent à la paroi thoracique et au diaphragme, à l'aide de bandes de tissu cellulaire. Des adhérences existent aussi en arrière, mais en moindre quantité.

Dans les autres parties, le poumon est refoulé en haut et occupe, sous la forme d'une masse membraneuse, tout le médiastin.

Les parois thoraciques, la surface du poumon, et le médiastin étaient tapissés de pseudo-membranes. A la surface du poumon, en haut surtout, ces pseudo-membranes étaient couvertes d'une bouillie vert brunâtre, très fétide.

Le parenchyme pulmonaire est intact.

La partie postérieure de la cavité thoracique était remplie d'un liquide trouble, jaune verdâtre, puriforme. La surface du poumon, en contact avec l'épanchement, présente une solution de continuité, de la grosseur d'un pois, arrondie, à bords flasques, conduisant dans une cavité de la grosseur d'une cerise.

Cette cavité à parois lisses communiquait par des petits orifices arrondis avec les bronches. Une autre cavité, située plus haut, était de la grosseur d'une noix et remplie d'un liquide pyo-hémorrhagique.

Autour de ces cavités, le poumon se présente sous la forme d'une masse complètement imperméable, lisse, carnifiée, exsangue. Pas de trace de tubercules, ni d'hépatisation. La grosse bronche présente une muqueuse rouge foncée, assez gonflée et épaissie (trois fois le volume normal) et assez friable, mais il n'existe pas à ce niveau de changement dans la lumière de ce conduit. Les bronches de troisième ordre, par contre, présentent une muqueuse pâle, friable, sont très dilatées, et ceci assez uniformément jusqu'au niveau de la surface du poumon, où elles finissent en des dilatations en culs-de-sac de la grosseur d'un pois ou d'un noyau de cerise. Quelques-unes de ces bronches et surtout leurs terminaisons, sont remplies d'un liquide analogue à celui décrit plus haut.

Le poumon gauche est complètement libre, emphysème lobulaire ; légère hépatisation et, dans le lobe inférieur, un tissu par place carnifié. Les bronches ne présentent rien d'anormal Légère péricardite séreuse.

Le cœur est couvert d'une membrane muqueuse (langue de chat). Ses dimensions sont normales ; valvules intactes.

Cavité abdominale. Le foie est gros, rouge brun, dur, anémié. Le réticule biliaire est dilaté.

La rate, de couleur gris rouge, est friable.

Les autres organes abdominaux sont sains.

Observation III (de Mohr)

Un cas de pneumo-pyothorax à la suite d'une perforation de la plèvre dans une bronchectasie périphérique.

W., N..., 46 ans, maçon, a fait, il y a 6 ans, une pneumonie à droite. Il souffre depuis d'une bronchite chronique et d'un point de côté persistant à droite. Vomissements fréquents depuis six mois.

Etat actuel. Amaigrissement considérable, aspect cachectique. Signes d'empyème droit, occupant la partie inférieure de la cavité thoracique.

Respiration fréquente, un peu dyspnéique, inégale.

Toux avec expectoration d'une grande quantité de crachats purulents, extrêmement fétides.

L'air expiré exhale une odeur fétide.

Le pouls est faible, petit, modérément accéléré.

Les urines sont foncées.

Le malade se plaint d'oppression, de toux et de faiblesse.

L'appétit est assez bon.

Les selles sont normales et les vomissements ont disparu depuis quelques jours.

Signes physiques : matité à droite depuis la troisième côte jusqu'en bas avec augmentation de la résistance au doigt, la percussion est normale partout ailleurs.

Souffle amphorique dans toute la zone mate des poumons et surtout latéralement et en arrière. Pas de bruit métallique, pas de goutte tombante ; de temps en temps seulement on perçoit des râles à grosses bulles.

Partout ailleurs, respiration vésiculaire, plus affaiblie à droite qu'à gauche.

Les symptômes persistèrent, à peu près sans changement, jusqu'à la mort.

Il faut seulement remarquer que peu de temps avant la mort il survint de la diarrhée séreuse, de l'anorexie.

L'épuisement s'aggrava et le pouls devint accéléré.

Le 4 janvier, mort.

Autopsie, faite 34 heures après la mort.

Thorax, oblong, assez déprimé à droite et latéralement.

La cavité pleurale à droite est remplie d'un liquide pyo-hémorrhagique, à odeur repoussante, non fétide. A la partie inférieure du poumon droit se trouve une dépression formée dans sa plus grande étendue par un canal infundibiliforme, dont la partie postérieure est cylindrique. La muqueuse qui tapisse ce canal ressemble absolument à la muqueuse bronchique. Vers son bord inférieur le canal est muni de deux petits orifices réunis entre eux à l'aide d'un pont mince de tissu pulmonaire. Enfin à la partie supérieure de sa paroi interne le canal présente un autre orifice, menant dans une cavité à parois lisses. La bronche du lobe droit inférieur ne s'abouche nullement avec ses orifices.

C'est la ramification terminale du tronçon inférieur de la bronche du lobe droit supérieur qui communique avec les orifices sus décrits.

Quelques-unes de ses ramifications sont dilatées.

A gauche, adhérences sur une longue étendue, carnification du tissu pulmonaire.

Le cœcum est petit, sans lésion.

Rien de particulier aux autres organes.

Observation IV (de Taylor).

(*Résumée d'après Canstatt's Jahrbücher, 1842.*)

Taylor communique in *Proo. med. journal.* Bd, 42, un cas de perforation d'une bronche dilatée suivi de mort subite.

A l'autopsie, pneumo-pyothorax gauche.

On trouve à la surface antérieure du lobe supérieur gauche un orifice rond, de la grosseur de l'extrémité du petit doigt conduisant dans une cavité qui communique avec une bronche.

Pas de tubercules.

Observation V (de Bierner).

Obs. XII. *Poumon droit.* Le sommet est revêtu d'une cicatrice conjonctive de consistance cartilagineuse : le bord antéro-inférieur du lobe inférieur est complètement ratatiné par des pseudo-membranes épaissies ; les limites d'un épanchement encapsulé sont indiquées par un rebord épais traversant horizontalement le lobe supérieur. Plusieurs orifices donnant naissance dans des bronches dilatées traversent la plèvre. (Préparations conservées dans l'alcool.)

Observation VI (de Bierner.)

Obs. XXIII. — Le poumon gauche dans le voisinage du péricarde, est fortement adhérent à la paroi costale. Les parties supérieures du poumon gauche sont aussi unies à la paroi costale par des adhérences anciennes, lâches. En libérant les adhérences inférieures, on voit apparaître un pyo-pneumothorax encapsulé communiquant avec le tissu pulmonaire gangréneux et les bronches dilatées.

Le poumon droit est dépourvu d'élasticité et adhérent presque dans toute son étendue.

Dans les deux poumons, hépatisations lobulaires et foyers gangréneux qui semblent avoir pour point de départ des altérations bronchiques.

Observation VII (de Lebert).

Un jeune homme âgé de 18 ans, menuisier, dit avoir souffert, depuis plusieurs années déjà, d'une dypsnée qui s'est développée surtout par accès, qui le faisait souvent tousser et qui s'est considérablement accrue depuis un an, époque à laquelle il a craché du sang en assez grande quantité.

Pendant tout l'hiver dernier, il a presque toujours toussé et beaucoup craché, et depuis cinq jours, l'oppression a été tellement forte, qu'il a été obligé de s'aliter. Il est entré dans ma division, à l'hôpital de Zurich, le 21 mai 1853. Il a assez bonne mine, sa constitution paraît plutôt forte, mais nous sommes frappé de l'aspect cyanotique de ses joues et de ses lèvres et du développement de ses veines jugulaires. L'oppression est considérable et continuelle, 48 respirations par minute ; le pouls est petit, serré, à 124.

En respirant, il meut moins la partie thoracique droite qui est distendue et dont les espaces intercostaux sont légèrement bombés. La percussion est mate sous la clavicule droite et de là, dans toute la hauteur, en avant et en arrière ; on n'entend la respiration qu'au sommet ; dans tout le reste, elle est nulle. Le traitement avait consisté dans l'emploi d'un émétique qui l'avait fait vomir six fois et aller plusieurs fois à la garde-robe. Il paraît qu'il en a été soulagé momentanément. Toutefois, pendant la première nuit, il eut un accès de dyspnée considérable, des douleurs vives au-dessus du mamelon gauche, et, à la visite du lendemain, nous trouvons un son tympanique en avant et en arrière, depuis l'angle de l'omoplate jusque presque au sommet; on y constate aussi du tintement métallique, et la respiration amphorique, marquée en partie par des râles humides. La distension du côté droit a encore augmenté, malgré l'emploi de l'opium à assez forte dose; l'oppression va en augmentant, le son tympanique s'étend aussi en avant, surtout à la partie antérieure du côté droit, à partir du mamelon jusqu'en haut. Toute la partie droite inférieure offre au contraire un son mat. L'oppression devient de plus en plus forte ; la douleur est toujours vive, le pouls petit, filiforme, très accéléré et le malade meurt le 2 mai, à cinq heures du soir.

Autopsie, faite vingt-cinq heures après la mort, par une température de 16°.

Putréfaction peu avancée, rigidité cadavérique prononcée. En faisant une piqûre dans les espaces intercostaux distendus du côté droit, il en sort une colonne d'air fétide, avec un bruit sifflant, et en ouvrant le thorax, on voit qu'il existe de ce côté environ un litre d'un liquide séro-purulent, mêlé de flocons et entouré de pseudo-membranes jaunâtres du côté des parois. Ce liquide exhale une odeur fétide, ressemblant à celle de la fermentation acide. Il est impossible d'insuffler le poumon droit; celui-ci est tellement revenu sur lui même, qu'il n'a que 22 centimètres de hauteur sur 11 de largeur. Le lobe supérieur est à peu près normal à sa surface, mais tout le reste est couvert de fausses membranes. Le tissu pulmonaire de la surface paraît condensé et carnifié, d'un gris noirâtre, plus rouge vers l'intérieur.

Absence de tubercules dans tout ce poumon. En coupant le lobe inférieur, nous sommes frappé de l'existence d'une grande et de plusieurs petites cavernes, nous suivons alors l'arbre bronchique à partir du larynx et de la trachée, et nous trouvons la muqueuse généralement injectée, rouge, couverte d'un liquide muco-purulent. Les bronches des lobes supérieur et moyen du poumon droit n'offrent rien d'anormal dans leur calibre, mais dans le lobe inférieur droit toutes les grosses bronches sont dilatées, soit d'une manière cylindrique, soit sous forme d'ampoules qui prennent généralement la forme d'une noisette; cependant l'une d'entre elles atteint le volume d'une grosse noix. La membrane muqueuse dans les bronches dilatées est épaissie, d'un gris ardoise, offrant une multitude de plis transversaux très saillants; nulle part il n'y a d'ulcérations. Les petites cavernes sont remplies d'un liquide muco-purulent, mais la grande caverne, qui, dans une bonne partie de son étendue, atteint presque la surface de la plèvre, ne renferme point de liquide, et à sa surface postérieure et supérieure se trouve une perforation arrondie d'environ 3 millimètres de largeur. Le tissu pulmonaire autour de ces cavernes est condensé, ne montrant presque plus ni vésicules ni petites bronches.

Le poumon gauche est de volume normal, il renferme une multitude de petites places d'un brun noirâtre, du volume d'une graine de chènevis, qui paraissent correspondre à d'anciens petits épanchements apoplectiques; son tissu, du reste, est partout crépitant. Le lobe inférieur est couvert d'une exsudation pseudo-membraneuse récente, qui cependant commence déjà à se vasculariser. Les glandes bronchiques sont très dilatées, et plusieurs d'entre elles renferment des tubercules crétacés. La glande thyroïde est hypertrophiée et renferme plusieurs kystes gélatineux. Le péricarde contient environ 120 grammes d'un liquide citrin. Le cœur est normal et renferme, surtout à droite, des caillots fibrineux mêlés d'une gelée noirâtre.

L'aorte paraît proportionnellement étroite. Les glandes lymphatiques qui entourent la veine porte sont très développées et atteignent jusqu'au volume d'une noix ; on y trouve des tubercules crétacés. Ce même développement anormal avec d'anciens tubercules se trouve dans les glandes mésentériques et lombaires ; rien d'anormal dans le tube digestif. Le foie est abaissé et plus volumineux qu'à l'état normal ; il a 30 centimètres de largeur, 21 de hauteur à droite, 17 à gauche et 8 centimètres dans sa plus grande épaisseur.

La surface présente par places une vive injection, elle est décolorée dans d'autres ; même état dans son intérieur.

La vésicule du fiel, pointue à son extrémité inférieure, offre un épaississement de sa tunique externe ; la bile est d'un jaune foncé. La rate est molle, marbrée, et montre des granulations grisâtres, bien développées ; elle a 11 centimètres de longueur sur 9 de largeur et 3 d'épaisseur.

La dure-mère est très adhérente au crâne, le cerveau est congestionné, la glande pituitaire est deux fois plus grosse qu'à l'état normal, et le reste du cerveau est tout à fait normal.

Observation VIII (Oppolzer)

Bronchectasie. Pneumothorax circonscrit. Pleurite

Homme de 21 ans, toussait depuis plusieurs années ; depuis un an crachats plus abondants, parfois striés de sang, d'odeur fétide.

État général toujours satisfaisant.

Il entre à l'hôpital par suite de lassitude extrême, d'abattement et de toux violente.

La percussion donne une matité dans la partie supérieure du poumon droit ; en bas la matité est moins prononcée.

Auscultation. — Râles à grosses et petites bulles pendant l'inspiration ; râles humides à bulles inégales à l'expiration.

Les phénomènes d'auscultation sont très variables, surtout après l'expiration ; de temps en temps on entend à droite de la respiration bronchique et des râles consonnants, ainsi que du souffle amphorique très net.

L'air expiré exhale une odeur pénétrante, fétide ; l'expiration est rejetée généralement en plein bouche et par accès ; elle est de couleur gris verdâtre, assez épaisse, fétide, sa quantité s'élève à plusieurs livres par jour.

Le 14 janvier. — Les oscillations fébriles vespérales peu prononcées : à droite respiration bronchique très accusée avec son amphorique, en même temps des râles abondants ; sonorité tympanique ; un peu de matité entre la troisième et la quatrième côte.

Le 18 janvier. — Souffle amphorique à l'inspiration et à l'expiration. De temps en temps tintement métallique et son tympanique plus clair. La fièvre a augmenté.

Le 26 janvier. — Sonorité, entre la troisième et la cinquième côte absolument claire, nettement tympanique. Dans la même région respiration amphorique et parfois tintement métallique.

La matité hépatique est abaissée.

Les crachats contiennent un grand nombre de fibres élastiques.

Le cœur n'est pas déplacé.

La fièvre est élevée et continue.

Le pouls est dur, dicrote.

Inspiration plus énergique.

Lassitude extrême et faiblesse.

Douleurs intenses dans la moitié droite du thorax.

Le 31 janvier — La percussion, dans la position assise,

donne au niveau de la cinquième côte un son tympanique clair, qui devient caverneux ; son tympanique et absolument clair à droite et en avant.

Dyspnée intense. Le son amphorique et le tintement métallique tendent à disparaître.

Le 1er février. Collapsus.

Le 2 février. Mort.

Autopsie. La cavité pleurale droite est remplie d'un épanchement purulent trouble d'un 1/2 litre environ. Cette cavité est dilatée et contient aussi des gaz. Le poumon droit est comprimé vers la colonne vertébrale, adhérent par place au diaphragme et aux côtes. La partie supérieure du lobe inférieur est injectée, ecchymotique, perforée en un endroit.

Le parenchyme pulmonaire au-dessous de la perforation est gangréneux.

La surface des lobes moyen et inférieur est parsemée de bosselures de la grosseur d'un œuf de pigeon qui correspondent à des dilatations bronchiques sacciformes. Le lobe inférieur présente de nombreuses dilatations bronchiques en partie sacciformes et en partie fusiformes. Ces dilatations occupent surtout les bronches de troisième ordre. Le parenchyme pulmonaire entre les points dilatés est de couleur gris-plomb et ne contient pas d'air. La muqueuse des bronches normales est rougeâtre par place et granuleuse. On trouve des dilatations semblables dans le lobe moyen et dans la partie inférieure du lobe supérieur. Le sommet contient des parties endurées et ramifiées.

Dans le poumon gauche les petites bronches sont souvent complètement obturées par suite de tuméfaction de la muqueuse et par la présence de bouchons muqueux.

Le parenchyme correspondant est atélectasié.

Observation IX (de Julius Weninger)

Un cas de pyo-pneumothorax par perforation d'une caverne bronchique, observé dans la clinique du professeur Winderhoffer, à Vienne.

Heller, 10 ans, enfant, reçu le 15 mai, mort le 9 juin 1872.

Antécédents très incertains. On sait seulement que l'enfant toussait depuis plusieurs mois et maigrissait continuellement.

Impossible de savoir si on a eu affaire à une affection inflammatoire antérieure du poumon.

Etat actuel. — Corps grand, très maigre, pâle, la figure couverte d'éphélides. Les yeux enfoncés dans les orbites, nez effilé, lèvres légèrement cyanosées ; muqueuse nasale et buccale pâle. Cou long et mince, ganglions cervicaux, légèrement tuméfiés ; thorax modérément globuleux.

Les régions supra et infra-claviculaires des deux côtés sont enfoncées, ainsi que les espaces intercostaux ; sur le thorax, surtout du côté gauche, des réseaux veineux très développés de même que sur l'épaule correspondante.

Abdomen tendu, ganglions inguinaux tuméfiés.

Percussion. En avant, des deux côtés, son clair et plein, descendant à gauche jusqu'à la quatrième côte. Du bord supérieur de la quatrième côte jusqu'à la sixième, un peu en dedans, son un peu mat qui se dirige vers le milieu jusqu'au bord sternal gauche et, de l'autre côté, jusqu'à la ligne du mamelon ; du côté droit, matité au niveau du bord inférieur de la cinquième côte.

En arrière du sommet droit, son tympanique jusqu'à l'épine de l'omoplate ; au-delà son clair et plein jusqu'au milieu de l'omoplate et de là se dirigeant en bas, devenant légèrement tympanique.

La résistance aux doigts n'est pas très prononcée. Les vibrations thoraciques, par contre, sont exagérées.

La matité de la région postérieure s'arrête à deux travers de doigt en avant de la ligne axillaire.

Le son est clair et plein en avant.

A l'auscultation on trouve dans les deux poumons une respiration vésiculaire, rude et des râles muqueux.

Rien qu'à l'endroit décrit plus haut et où on avait constaté le son légèrement tympanique, à savoir du côté gauche en arrière, on trouve de l'expiration et de l'inspiration bronchiques accompagnées de râles sonores, qui disparaissent en avant de la ligne axillaire, là où commence la respiration vésiculaire aiguë.

Les bruits du cœur sont normaux.

Les extrémités sont cyanosées.

Dos des mains et des pieds légèrement œdematiés.

La température de la peau est légèrement augmentée.

La peau est sèche, desquamant.

Sur tout le corps une desquamation furfuracée.

Le pouls est mou à 120.

La respiration est superficielle à 28.

Le malalade expectore beaucoup et surtout le matin. Les crachats sont muco-purulents.

Pas d'albumine.

Les selles sont normales.

Diagnostic. L'amaigrissement général, la longue durée de la maladie et l'examen objectif de l'état pulmonaire font décider le diagnostic en faveur d'une affection, dans laquelle une plus ou moins grande quantité de parenchyme pulmonaire devait être privée d'air à cause d'une dégénérescence graisseuse de l'exsudat.

En prenant en considération que le parenchyme pulmonaire gauche paraissait infiltré dans sa partie inférieure seulement, tandis que le reste du poumon aux deux sommets et tout le poumon droit étaient absolument libres ; en tenant compte de l'âge de l'enfant, qui avait près de 10 ans, on pouvait admettre avec beaucoup de probabilité, qu'il s'agissait ici d'une pneumonie lobaire croupale, qui avait justement amené la transformation caséeuse.

Les signes stéthoscopiques ne permettaient pas de penser à la présence des grosses cavernes, étant donné que la respiration ne présentait qu'un caractère bronchique et que les râles sonores, à grosses bulles, faisaient absolument défaut.

En faveur de la formation des cavernes pulmonaires, nous ne trouvons que l'abondance de l'expectoration, qui était surtout prononcée le matin, accompagnée d'une irritation provoquant la toux.

Etant donné d'une part que le son, à la percussion, était un peu tympanique, que d'autre part la résistance au doigt était minime et qu'enfin le cœur n'était pas refoulé, on pouvait exclure l'existence d'un épanchement important. D'autre part on pouvait également ne pas tenir compte de la présence d'un grand épaississement de la plèvre, à cause de la facilité avec laquelle les bruits respiratoires arrivaient à l'oreille.

Le traitement consista, en outre d'une bonne nourriture, en préparations à la base de quinine et de fer. De temps en temps un expectorant.

Dans le courant de la maladie l'infiltration pulmonaire resta stationnaire; fièvre vespérale continue; augmentation de l'amaigrissement et de la perte des forces.

En dernier lieu on entendait nettement des gros râles sonores et de la respiration caverneuse.

Dans la nuit du 6 juin, soudain dyspnée violente, irritation quinteuse, grand abattement, sueurs froides, point de côté dans la région axillaire gauche.

Le 7 juin, au matin, l'enfant présente l'aspect suivant : l'amaigrissement atteint son maximum ; l'haleine présente une odeur fade, douceâtre, qui peu à peu prend un caractère de fétidité. Cyanose très prononcée des lèvres et des extrémités. Œdème notable du dos des mains et des pieds.

Percussion. A droite en avant de la clavicule jusqu'à la deuxième côte, son tympanique : de là à la quatrième côte il est plus clair et plus plein : plus bas, tonalité exagérée.

Cette tonalité dépasse de deux travers de doigt le bord sternal droit et disparaît au niveau de la matité hépatique.

Le choc de la pointe est facilement perceptible, à la vue et au palper, dans le quatrième espace intercostal.

A droite en arrière. Le son dans la fosse sus-épineuse est légèrement mat : de là vers la base, clair et plein.

A gauche et en avant. Son clair et plein dans les régions claviculaire, para-sternale et mamillaire jusqu'à la ligne axillaire.

A gauche et en arrière. Du sommet jusqu'à l'angle inférieur de l'omoplate son assez plein ; de là en bas, son tympanique.

La région axillaire, au contact, est exceptionnellement sensible.

Auscultation. A droite et en avant. Inspiration et expiration vésiculaire ; râles sonores.

A droite et en arrière. Au sommet la respiration est peu nette ; partout ailleurs elle est vésiculaire ; râles sonores, comme en avant.

A gauche et en avant. Abolition du murmure vésiculaire.

A gauche et en arrière. La respiration est amphorique, accompagnée de tintement métallique, surtout au niveau de l'angle inférieur de l'omoplate et diminuant d'intensité à mesure qu'on se rapproche du sommet.

A la percussion et à l'auscultation combinées, bruit d'airain.

Succussion hippocratique.

Aucun autre bruit respiratoire.

A l'inspection du thorax on constate une augmentation du volume du côté thoracique gauche ; le sternum est refoulé à gauche, tordu sur son axe longitudinal. Son bord gauche est plus élevé que le bord droit. Les deux mamelons se trouvent sur la même ligne.

La région sous-claviculaire droite est excavée ; celle du côté gauche est, au contraire, légèrement bombée.

Les espaces intercostaux gauches sont bombés, immobiles à la respiration.

En général la partie gauche du thorax prend très peu part aux mouvements respiratoires dans sa partie supérieure et nullement dans la partie inférieure.

Le pouls est mou, petit, à 140.

La respiration est superficielle, irrégulière à 48.

La malade présente de la dyspnée et de l'orthopnée violentes.

L'expectoration reste nulle, malgré une irritation continue et des efforts violents.

On fait le diagnostic de pyo-pneumothorax diffus gauche.

Le 8 et le 9 juin. Diminution rapide des forces.

Aux phénomènes, observés avant, vient s'ajouter un son tympanique au niveau de la région sous-claviculaire droite qui, à l'instar de celle du côté gauche, devient bombée.

Le malade meurt le 9 juin, le matin, avec des phénomènes d'œdème pulmonaire.

AUTOPSIE

Pratiquée le 10 juin.

Corps grand, maigre, pâle

Le corps thyroïde est pâle.

La muqueuse laryngée est pâle.

Dans la cavité thoracique gauche, on trouve en outre du gaz, environ un litre d'un liquide trouble, muco-purulent.

Le poumon gauche, réduit dans sa partie inférieure à environ le 1/6 du volume normal, est gris, privé d'air, carnifié.

Dans la partie postérieure du lobe inférieur gauche se trouvent plusieurs cavités de la grosseur d'une lentille à celle d'une noix.

Ces cavités communiquent entre elles ; elles deviennent sous-pleurales. Un pus verdâtre les remplit.

Au niveau de ces cavités la plèvre viscérale est perforée en trois endroits : les contours des perforations sont blanchâtres et friables.

Toute la plèvre pulmonaire gauche est couverte d'une épaisse couche fibrineuse.

Le poumon droit est spumeux et œdématié.

Le cœcum est refoulé à droite.

Dans le péricarde, quelques gouttes d'un liquide séreux clair.

Le cœur est contracté, brun pâle.

Le foie est rouge-brun, légèrement graisseux à la coupe.

La rate est petite.

Rien d'anormal dans les autres organes.

⁂

Il résulte de l'étude des observations que nous venons de donner, que le pneumothorax peut survenir chez les enfants ainsi que chez les adultes atteints de dilatation bronchique.

En effet, les malades, dont l'histoire pathologique fait l'objet de ces observations, étaient âgés de 10, 13, 20, 21, 48 et 52 ans. Dans cinq observations l'âge n'est pas indiqué.

Nous ne sommes qu'imparfaitement renseignés sur les antécédents morbides des malades, ce qui nous empêchera d'engager une discussion approfondie et concluante sur la nature des lésions ayant amené la rupture de la plèvre.

Cependant, dans presque toutes les observations, nous trouvons dans le passé des malades des signes de lésions pulmonaires chroniques : toux persistante, crachats, points de côté.

Dans deux cas (obs. Lébert et Oppolzer), on trouve notés l'emphysème, les crachats sanguinolents et l'amaigrissement notable et progressif, preuves suffisantes de lésions pulmonaires tuberculeuses en évolution.

Le siége de la perforation de la plèvre n'est pas indiqué avec la précision voulue dans les observations.

Il est classique que la bronchectasie frappe de préférence le lobe inférieur du poumon gauche.

Cette indication paraît fort discutable pour M. Letulle (1). « La vérité est, qu'à l'instar de la broncho-pneumonie, qui lui donne naissance, la bronchectasie occupe fréquemment la partie postéro-inférieure du lobe inférieur, mais qu'elle prédomine ordinairement d'un côté. »

Dans 7 de nos cas seulement le siège de la perforation est noté d'une façon précise. Dans quatre cas nous trouvons la perforation du poumon droit (face postérieure, partie postéro-inférieure, partie supérieure du lobe inférieur, bord postérieur du poumon droit) ; dans trois cas la perforation avait pour siége un point du poumon gauche (face antérieure du lobe supérieur, au lobe inférieur, face postérieure du lobe inférieur). Dans la première observation de Bierner la perforation est notée à la face antérieure du lobe inférieur.

Le plus souvent la perforation de la plèvre est unique ; il existe des cas à perforations multiples.

Ainsi dans l'observation III de Mohr on trouve trois perforations, dont deux sont très rapprochées et réunies par un mince pont de tissu pulmonaire. L'auteur n'indique pas, si ces deux dernières perforations se sont produites au niveau d'un même anévrysme bronchectasique. On trouve encore trois perforations dans l'observation Weininger.

Les dimensions de la perforation sont très variables. La plus petite est consignée dans notre observation : son diamètre ne dépasse pas celui d'une tête d'épingle.

(1) Letulle. — *Cœur, vaisseaux, poumons*. Paris, 1897.

Mais nous avons vu dans le cas de Taylor que la perforation laissait passer l'extrémité du petit doigt.

Un dernier détail, que nous avons constaté dans toutes les observations, et auquel, il semble, nous devons attribuer une certaine importance, c'est la présence des lésions pleurales anciennes.

Ces adhérences organisées et parfois très épaisses siègent le plus souvent au sommet ; elles occupent parfois une partie considérable du poumon perforé.

PATHOGÉNIE DE LA RUPTURE DE LA PLÈVRE AU NIVEAU DE L'ANÉVRYSME BRONCHIQUE

L'anatomie pathologique nous apprend que la dilatation des bronches est toujours suivie de toute une série de lésions que subissent les différentes couches de leurs parois.

L'épithélium cylindrique est souvent desquamé; quand il persiste, il est cubique, déformé, rarement cylindrique.

La membrane basale est épaissie.

La tunique fibro-musculaire présente plusieurs ordres d'altérations, dont les principales sont : l'atrophie des fibres élastiques, l'épaississement fibroïde considérable de tout le squelette conjonctif de la paroi bronchique.

Les faisceaux musculaires, ainsi que les placards de cartilage, sont en partie atrophiés.

De toutes ces lésions, la plus importante est la sclérose de la paroi bronchique.

Si la bronche dilatée vient affleurer la plèvre, cette dernière peut s'enflammer, s'épaissir et venir se souder au feuillet pariétal par des adhérences fibreuses.

On comprend ainsi qu'un anévrysme bronchique, dont la paroi est devenue très résistante pour les raisons que nous venons d'indiquer (épaississement fibreux de la paroi et de la plèvre), ne se rompra pas sous l'influence de la pression intrabronchique, même sous l'influence d'un effort violent (quinte de toux, vomissements).

Pour que l'anévrysme bronchique se rompe et s'ouvre ainsi dans la cavité pleurale, il faut que la bronche et le tissu pleuro-pulmonaire sous-jacent aient subi, soit une désintégration, une dissociation de leurs éléments, soit une caséification. Or, nous ne connaissons que trois processus capables d'amener de tels désordres. Ce sont : la suppuration, la gangrène et la tuberculose.

Parmi les observations mentionnées plus haut, nous n'en trouvons pas une seule, dans laquelle on aurait invoqué la suppuration de la bronche, comme cause de sa dissociation et de sa rupture ensuite.

Par contre, dans deux cas, les auteurs mentionnent des lésions gangréneuses au niveau de la rupture de la plèvre. L'étude histologique manquant et l'étude macroscopique n'étant pas complète, nous ne savons pas si la gangrène a été seule en cause. Les lésions tuberculeuses peuvent se compliquer de gangrène.

Bien que les auteurs des dix observations antérieures à la nôtre prétendent tous, qu'il ne s'agit pas, dans leurs cas, de pneumo-thorax de nature tuberculeuse, l'étude critique de quelques-uns de ces cas indique, avec beaucoup de probabilité, que la tuberculose avait bien pu être en cause.

L'observation que nous apportons montre d'une façon précise, grâce à l'étude histologique et bactériologique qu'elle renferme, la nature tuberculeuse des lésions qui ont amené le pneumothorax.

Dans cette observation la lésion tuberculeuse a débuté par la muqueuse bronchique, a envahi ensuite toutes les couches de la bronche, le tissu pulmonaire souspleural et la plèvre.

En résumé, pour qu'une rupture de la plèvre se produise au niveau d'un anévrysme bronchique, il faut qu'un travail inflammatoire, suppuratif, gangréneux ou nécrosant, attaque la paroi bronchique et le tissu pleuro-pulmonaire sous-jacent.

CONCLUSIONS

1° La littérature médicale ne compte que dix observations de dilatation bronchique, terminée par pneumothorax ;

2° Nous apportons une observation, dans laquelle on a pu étudier, d'une façon très nette, les lésions ayant amené la rupture d'un district pleuro-pulmonaire circonscrivant un anévrysme bronchique ;

3° La rupture peut se produire en un seul ou bien en plusieurs points ;

4° Les dimensions de l'orifice de la rupture peuvent varier de la grosseur d'une tête d'épingle à celle de l'extrémité du petit doigt ;

5° Dans notre cas, la rupture de la plèvre a été occasionnée par la caséification du tissu pulmonaire et de la plèvre sous-jacente à l'anévrysme bronchique ;

6° Le processus tuberculeux a débuté par la muqueuse pour atteindre ensuite et successivement les autres couches de la bronche, le tissu sous-pleural et enfin la plèvre elle-même ;

7° Notre observation présente encore cet intérêt, que

le malade était diabétique et, si la tuberculose pulmonaire est une complication fréquente du diabète sucré, le pneumothorax tuberculeux est un accident exceptionnel au cours de la phtisie chez le diabétique.

BIBLIOGRAPHIE

BIAC. — *Wiener Medic. Wochenschrifften*, 1880.

BIERNER. — *Virchors Archiven*, Bd. XII.

EICHHORST. — *Pathologie interne*, traduction française, Paris, 1889.

GALLIARD. — *Le pneumothorax*, monographie de la collection Charcot-Debove, Paris.

JEANSELME. — Article « Pneumothorax. » In *Manuel de médecine de Debove et Achard*, t.

LEBERT. — *Traité d'anatomie pathologique*, t. I.

LETULLE. — Cœur, vaisseaux, poumons, Paris, 1897.

MOHR. — *Allgemeine Medicinische Central Zeitung Band*, 25 et 34.

NETTER. — Article « Pneumothorax. » In *Traité de Bouchard et Brissaud*, 2e édition. t. VII, Paris, 1901.

OPPOLZER. — *Schmid's Jahrbücher*, Bd 120.

ROSENBACH. — Pneumothorax. Monographie. In *Specielle Pathologie und Therapie de Nothnagel.*

TAYLOR. — *Canstatt's Jarbücher*, 1892.

WENINGER. — *Jahrbücher für Kinderheilkunde*, 1876.

IMPRIMERIE F. DEVERDUN, BUZANÇAIS (INDRE).

www.ingramcontent.com/pod-product-compliance
Ingram Content Group UK Ltd.
Pitfield, Milton Keynes, MK11 3LW, UK
UKHW020427230726
13925UKWH00004B/1631